TRAITEMENT HOMŒOPATHIQUE

PRÉSERVATIF ET CURATIF

DU CHOLÉRA MORBUS

PAR

J.-U. MALAPERT DU PEUX

Docteur en médecine de la Faculté de Paris,

Membre de la Société Homœopathique de France.

LILLE

CHEZ LES PRINCIPAUX LIBRAIRES

1865.

TRAITEMENT HOMŒOPATHIQUE

PRÉSERVATIF ET CURATIF

DU CHOLÉRA MORBUS

I.

En temps d'épidémies, le premier soin des hommes dont la mission est de veiller sur la santé des populations, doit être de les instruire des mesures de sage hygiène que chacun doit observer, et de leur faire connaître les agents capables de les préserver des atteintes du fléau.

A l'approche de la terrible maladie qui nous menace, vu la nécessité de prompts secours et l'impossibilité où se trouve le médecin de se rendre partout assez vite, nous avons pensé qu'il était de notre devoir d'écrire ces quelques pages pour les gens du monde. Ils y trouveront des instructions précises sur les premiers médicaments à administrer en cas de choléra. Grâce à cette précaution, chez des malades ainsi soignés dès le commencement, nous pourrons arriver à temps pour compléter la cure avec succès. Il n'en serait pas ainsi chez des malades négligés ou mal conseillés au début.

Ce petit opuscule étant essentiellement pratique, nous laisserons de côté toutes les théories plus ou moins savantes concernant la nature du choléra, son mode de propagation, ainsi que les opinions qui divisent encore les médecins au sujet de la contagion et de la non contagion.

Pour nous le choléra est une maladie épidémique et contagieuse tout à la fois, inconnue dans sa nature intime et que nous ne pouvons apprécier que par ses résultats.

Comment se transmet et se propage ce miasme, cette force de destruction terrible qui produit le fléau?

Les lois d'après lesquelles le choléra se transmet et se propage sont inconnues comme sa nature. Quoique l'air atmosphérique soit accusé de transmettre d'un point à un autre cette mauvaise semence; ce qu'il y a de bien certain, c'est que les instrumeuts de physique les plus perfectionnés n'ont jamais pu faire découvrir la moindre différence dans la composition de l'air le plus pur et celui recueilli dans la chambre d'un cholérique.

Ce miasme, qui peut donner la mort en quelques heures et qui fait de si affreux ravages, est invisible, insaisissable, impalpable, impondérable ; il s'affirme par ses tristes résultats !

Et on se demande encore comment nos globules peuvent guérir !

On admet que la Providence a toute puissance pour faire le mal avec ce RIEN, et on lui dénie le pouvoir de faire le bien d'une manière analogue!'!

Le temps ni les lieux ne changent rien à la nature de cette influence morbifique. Le choléra a envahi le monde entier ; il a sévi aux pôles aussi bien qu'à l'équateur ; par toutes les températures ; quelle que soit l'élévation des lieux et la nature du sol.

II.

TRAITEMENT PRÉSERVATIF OU PROPHYLACTIQUE.

L'HOMŒOPATHIE GUÉRIT LE CHOLÉRA ; elle fait mieux, ELLE NOUS EN PRÉSERVE, comme le vaccin préserve de la petite vérole, de même que le belladonne préserve de la scarlatine.

Si nous ne pouvons nous soustraire à l'action de la cause, puisqu'elle nous enveloppe sans qu'il nous soit permis de l'apercevoir, il faut chercher par un régime convenable et des remèdes appropriés à augmenter notre force de résistance, à modifier d'avance notre organisme pour rendre nulle son action. L'hygiène seule est impuissante à atteindre ce but, c'est à la thérapeutique qu'il appartient de la combattre.

Le premier soin de toute personne raisonnable doit donc être de se préserver des atteintes de la maladie.

Quelles sont les précautions à prendre ?

Elles sont de deux sortes.

1° Se soumettre à une sage hygiène, ne rien changer à ses habitudes lorsqu'on se porte bien. Se garantir des influences des changements de température, de la fraîcheur du soir et de la nuit. Aérer les appartements. Mener une vie régulière, sobre. Eviter les excès de toute espèce, les causes d'épuisement, les passions déprimantes. S'abstenir d'aliments indigestes et des boissons excitantes si vantées par la plupart des médecins en temps d'é-pidémie.

Celui qui vit bien ne sera pas facilement atteint par le mal.

2° Plusieurs médicaments agissent comme préservatif du choléra.

Nous citerons d'abord comme remède externe, le *soufre*. Il sera nécessaire de mettre tous les jours une cuillerée à café de fleur de soufre dans chaque bas.

Comme remèdes internes, *veratrum album, pulsatilla, arsenicum album*. On les prendra tous les trois jours dans l'ordre et de la manière suivante :

Veratrum 3ᵉ dilution, trois globules dissous dans une cuillerée à bouche d'eau ou à sec sur la langue, le matin à jeûn, deux heures avant le premier repas.

Trois jours après, on prendra *pulsatilla* 6ᵉ dilution, de la même manière que veratrum.

Trois jours après celui-ci, *arsenicum album* sera pris comme les deux premiers.

Enfin on reviendra à veratrum pour continuer de même tous les trois jours, tant que durera l'épidémie.

Ceux qui suivront ces conseils n'auront point à redouter le choléra ; ils pourront tout au plus éprouver quelques malaises. Les personnes ainsi préservées se comptent par plusieurs centaines de mille.

III.

TRAITEMENT CURATIF.

En temps d'épidémie cholérique, les moments sont précieux. On ne doit pas perdre un jour, pas une heure sans réclamer les secours d'un art intelligent et efficace.

L'imprudence et l'imprévoyance sont presque toujours la cause du développement de la maladie qui n'aurait été qu'une indisposition. Les malaises d'estomac et d'entrailles qui précèdent presque toujours le choléra ne doivent pas être plus négligés que les symptômes les plus légers de cholérine.

Lorsqu'une personne est atteinte de choléra, il faut la placer dans un bon lit et l'y tenir bien chaudement, l'envelopper de couvertures de laine, l'entourer de cruchons d'eau chaude, jusqu'à ce que la chaleur soit bien établie. Les frictions employées dans ce but sont souvent plus nuisibles qu'utiles, parce qu'elles forcent à découvrir le malade et qu'elles écorchent souvent la peau. Nous en dirons autant des sinapismes à la farine de moutarde que nous avons vu fréquemment produire des escharres profondes.

Pour boisson on donnera de l'eau froide par petites cuillerées à café toutes les cinq à dix minutes ou de petits morceaux de glace. Les boissons chaudes sont rarement supportées ; elles provoquent les vomissements :

Lorsque le choléra ne succède pas à la cholérine, il s'annonce souvent par les symptômes suivants, que l'on appelle *période d'invasion* :

Lassitude extrême, malaise général, angoisse, physionomie triste, inquiétude vague, crainte de la mort ; face pâle et froide ; ralentissement du pouls avec refroidissement partiel ou général ; vertiges avec tintements dans les oreilles ; brûlement au creux de l'estomac avec sensibilité au toucher ; légères crampes dans les mollets ou dans d'autres muscles ; engourdissement des doigts ; *absence de vomissements et de diarrhée.*

Esprit de camphre. — Dans ce cas on fera prendre : *Esprit de camphre de Hahnemann*, 2 gouttes sur un morceau de sucre ou dans une cuillerée à bouche d'eau fraîche. On répétera cette dose toutes les cinq minutes, jusqu'à ce que la chaleur revienne et qu'une sueur générale se déclare.

Le choléra attaqué ainsi à son début est anéanti sûrement; mais il faut agir promptement parce que cette période d'invasion est très courte, et qu'une fois les vomissements et la diarrhée survenus, l'esprit de camphre n'est plus spécifique, il ne peut plus rien contre la maladie, et ce serait perdre un temps précieux si on persistait dans son emploi.

Le même remède guérit une autre forme du choléra qui est la plus terrible et fort heureusement très-rare ; c'est le choléra sec, foudroyant, asphyxique. Ces cas exceptionnels n'arrivent guère que chez des gens épuisés, ou qui par leurs imprudences se sont pour ainsi dire livrés eux-mêmes au fléau. On peut dire que toujours on est averti par quelques malaises du développement prochain de la maladie.

Dans cette forme de choléra, il n'y a ni vomissements ni diarrhée.

Le malade est attaqué subitement de crampes de poitrine et dans les extrémités. Celles des membres sont tellement violentes qu'elles semblent devoir briser les os.

La face se décompose, se couvre d'une sueur froide ; puis tout le corps devient froid et d'une couleur bleue foncée,

Le pouls s'efface,

La voix est éteinte,

La langue et les lèvres froides, bleues ou noires,

Les yeux profondément enfoncés dans leurs orbites.

Le malade est perdu si on ne parvient pas promptement à ranimer les forces vitales.

L'esprit de camphre d'Hahnemann à la dose d'une ou deux gouttes dans une cuillerée à café d'eau d'abord toutes les deux minutes, puis toutes les cinq ou dix minutes, est le remède que l'on doit opposer à cette cruelle forme de la maladie.

On frotte le malade avec le même remède sur le cou, derrière les oreilles, à l'estomac et aux membres. — Souvent les crampes tétaniques cessent, la maladie passe à une autre forme moins dangereuse que l'on combat avec les remèdes dont nous allons parler.

Ipecacuanha. — Comme nous l'avons dit précédemment, lorsqu'il survient des vomissements et de la diarrhée, l'esprit de camphre n'est plus indiqué. Si les vomissements ont précédé la diarrhée et sont plus fréquents que les selles, on prendra *Ipecacuanha* 3e dilution, 10 globules que l'on fera dissoudre dans huit cuillerées à bouche d'eau fraîche, une cuillerée toutes les demi-heures, en ayant soin, comme pour tous les autres remèdes, d'en éloigner progressivement les doses à mesure que l'amélioration fait des progrès.

Phosphori acidum. — Si, au contraire, la diarrhée a précédé les vomissements, si les selles prédominent et sont abondantes, aqueuses jaunâtres ou blanches, accompagnées de coliques et de gargouillements dans le ventre, et qu'en même temps le moral soit triste, avec crainte de la mort et de la solitude, grand abattement des forces, on aura recours au *phosphori acidum* 6e dilution, que l'on prendra comme le précédent.

Veratrum album. — Les vomissements et la diarrhée deviennent très violents et sont comme de l'eau trouble ou blanchâtre comme de l'eau de riz. Les liquides évacués sont beaucoup plus abondants que les boissons prises ;

La face devient froide, bleuâtre, amaigrie, les yeux s'enfoncent dans leurs orbites ;

Tout le corps devient froid, glacé, surtout les mains, les pieds, la langue. Amaigrissement considérable, sueur froide et poisseuse, surtout à la face;

Voix très affaiblie, respiration embarrassée ;

Vertiges, éblouissements, pouls peu sensible ;

Soif violente, désir de boissons froides. Urines supprimées.

Veratrum album 3ᵉ dilution, douze globules dans douze cuillerées d'eau, une cuillerée toutes les 10, 15 minutes d'abord.

Cuprum metalum. — Si à ces symptômes se joignent des crampes extrêmement douloureuses, on administrera *cuprum metalum*, (préparé comme le précédent), alternativement avec *veratrum* une cuillerée de quart d'heure en quart d'heure. Lorsque les crampes diminueront, on cessera *cuprum* et on donnera *veratrum* seul.

Arsenicum album. — Les symptômes précédents s'aggravent, il s'y joint : une soif inextinguible avec chaleur brûlante à la gorge, à l'estomac et aux intestins jusqu'à l'anus ;

Grande agitation qui porte le malade à changer

sans cesse de place, à se découvrir et à sortir du lit;

Respiration gênée, constriction de la poitrine, grande angoisse.

On donne *arsenicum album* 3e dilution, dix globules dans autant de cuillerées d'eau, une cuillerée tous les quart-d'heure.

Secale cornutum. — Ce remède convient aux sujets faibles, épuisés, qui présentent les symptômes suivants :

Abattement, émoussement des sens, indifférence, stupeur;

Bruissement dans les oreilles, dureté de l'ouïe;

Vomissements mélangés de bile;

Fróid extraordinaire au bas ventre et au dos;

Diarrhée extrêmement affaiblissante;

Douleurs des membres qui provoquent des cris. Contraction extrême des pieds et des mains.

Secale cornutum. — 6e dilution, une cuillerée toutes les quinze à vingt minutes.

Carbo vegetabilis. — Les vomissements et la diarrhée ont cessé; la face horriblement décomposée est couverte d'une sueur visqueuse et froide. Froid glacial universel. Couleur bleue foncée de la peau; absence de pouls, voix éteinte; globe des yeux tournés en haut et profondément enfoncés dans leurs orbites;

Respiration lente, haleine froide;

La vie est prête à s'éteindre.

On donnera *carbo vegetabilis* 6ᵉ dilution, 10 globules dans huit cuillerées d'eau, à prendre de dix en dix minutes jusqu'à ce que les crampes et les évacuations reparaissent, et alors on reviendra à celui des remèdes précédents qui sera indiqué par les symptômes.

Acidum hydrocyanicum. — Si après une heure de l'emploi de carbo, il reste sans effet, on administre *acidum hydrocyanicum* de la même manière.

IV.

A la période de froid (Algide) du choléra en succède une autre dite de réaction, qui souvent n'est pas moins grave que la première. La réaction peut être incomplète, et alors il faut revenir aux remèdes indiqués dans le chapitre précédent; elle peut être trop forte, et déterminer des accidents parmi lesquels les plus redoutables sont des congestions ou un état typhoïde qui réclament d'autres remèdes que nous ne ferons qu'indiquer, parce que le médecin seul peut en faire un bon choix.

Aconitum. — Mal de tête, yeux injectés très sensibles à la lumière, chaleur sèche de la peau, lèvres et langue rouges et brûlantes, soif continue, pouls dur, fréquent, respiration accélérée, toux fréquente et douloureuse, oppression.

On combattra ces symptômes de réaction trop violente par *aconitum* 15ᵉ dilution, une cuillerée toutes les heures.

Belladona. — Si à ces symptômes vient se joindre le délire, on donnera *belladona* 12ᵉ dilution, une cuillerée toutes les deux heures.

Contre les symptômes typhoïdes on emploierait *Bryonia, pulsatilla, Rhus toxicudendron,* etc.

China. — Pour combattre la grande faiblesse qui succède au choléra, pendant la convalescence, on donnera *china* 3ᵉ, une cuillerée matin et soir.

Pendant la convalescence, le régime doit être sévère, il faut augmenter les alimens graduellement et avec les plus grandes précautions. La diète ne doit pas être trop absolue ni trop prolongée.

LILLE, IMP. HOREMANS.